AF595735

BIBLIOGRAPHIE ANATOMIQUE

Revue des travaux en langue française

ANATOMIE — HISTOLOGIE — EMBRYOLOGIE — ANTHROPOLOGIE

EXTRAIT

Baraban

BERGER-LEVRAULT ET Cie, LIBRAIRES-ÉDITEURS

PARIS
5, RUE DES BEAUX-ARTS

NANCY
RUE DES GLACIS, 18

ABONNEMENT ANNUEL, FRANCE ET ÉTRANGER : 10 fr.

Extrait de la « BIBLIOGRAPHIE ANATOMIQUE », n° 1 (janvier-février 1897)

OBLITÉRATION CONGÉNITALE DE L'ORIFICE AORTIQUE

Par L. BARABAN, professeur, et SCHUHL, agrégé

DE LA FACULTÉ DE MÉDECINE DE NANCY

L'oblitération congénitale de l'orifice aortique serait un fait rare, si l'on en juge par le petit nombre d'observations que l'on possède. L'un de nous en a décrit un cas dans la *Revue médicale de l'Est*[1] et n'avait pu en rassembler que huit dans son mémoire : le sien, six de RAUCHFÜSS[2] et un de ROKITANSKY[3]. A cette époque cependant, HARANGER en avait déjà recueilli cinq, dont un observé par lui dans le service de HAYEM[4], les quatre autres appartenant à DEVILLERS[5], CANTON[6], ROMBERG[7] et FÖRSTER[8].

Depuis lors, THÉRÉMIN[9] en a étudié quinze provenant de la Maison des enfants trouvés de Saint-Pétersbourg; enfin la dernière observation est de APERT[10], ce qui ferait un total de trente cas en y joignant celui que nous allons rapporter ici.

Il convient toutefois d'émettre un doute sur la légitimité de ce total, et voici pourquoi. RAUCHFÜSS et THÉRÉMIN ont été tous deux, et successivement, prosecteurs dans le même Hospice et THÉRÉMIN dit avoir utilisé, pour son mémoire, tout ce qui avait été conservé dans l'esprit-de-vin par RAUCHFÜSS, son prédécesseur; mais il ne donne aucun renseignement bibliographique, ce qui pourrait faire croire que les pièces laissées par RAUCHFÜSS n'avaient pas encore été décrites. S'il en était ainsi, il s'en suivrait que RAUCHFÜSS puis THÉRÉMIN auraient eu l'occasion de recueillir à eux deux, dans un même milieu, vingt et une observations d'une malformation cardiaque dont la littérature médicale ne contient que très peu d'exemples. D'autre part, si l'on examine avec attention les quinze cas de THÉRÉMIN, l'on en trouve six dont la description est limitée à l'état anatomique du cœur, tandis que les neuf autres comportent en outre des renseignements sur la date de la naissance et de la mort des enfants, sur les symptômes qu'ils ont présentés pendant la vie et sur l'état des différents viscères au moment de l'autopsie.

---

1. BARABAN, Oblitération congénitale de l'orifice aortique. *Revue médicale de l'Est*, 1890.
2. RAUCHFÜSS, Vortrag über angeborene Verschliessung des Aorta Ostiums. *Petersburger med. Zeitsch.*, X, 1886.
3. ROKITANSKY, *Die Defecte der Scheidewände des Herzens*, p. 95. Wien, 1875.
4. HARANGER, *De l'Endocardite congénitale du cœur gauche*, etc. Th. Paris, 1882.
5. DEVILLERS, *Union médicale*, 1860.
6. CANTON, In *Transact. of the Patholog. Soc. of London*, 1849, t. II, p. 38.
7. ROMBERG, In *Tiedmann's Verengung und Schliessung der Pulsadern*, 1843.
8. FÖRSTER, In *Missbild. des Menschen*.
9. THÉRÉMIN, *Études sur les affections congénitales du cœur*. Paris. Asselin et Houzeau, 1875.
10. APERT, Absence congénitale d'orifice aortique. Atrophie du cœur gauche et de l'aorte, etc., etc. In *Bulletins de la Soc. anat. de Paris*, 1895, p. 683.

N'est-on pas, dès lors, autorisé à penser que ces six observations incomplètes sont celles de six cœurs conservés par RAUCHFÜSS et que ces six cœurs sont précisément ceux qui ont fait l'objet des six descriptions données antérieurement par ce dernier? Resteraient donc à l'actif de THÉRÉMIN neuf cas seulement, ce qui fait déjà un beau chiffre pour un seul observateur. De cette façon, le total des cas descendrait à vingt-quatre.

Il n'en reste pas moins acquis que dans un laps de temps relativement restreint (le mémoire de RAUCHFÜSS est de 1866, tandis que la dernière observation de THÉRÉMIN date de 1889), c'est-à-dire dans l'espace d'une trentaine d'années, l'on a pu rencontrer quinze fois l'oblitération congénitale de l'orifice aortique à l'Hospice des enfants trouvés de Saint-Pétersbourg, qui tient ainsi sans conteste le record de cette malformation. Les Russes y seraient-ils donc plus enclins que les autres peuples? Ou bien faut-il croire que les médecins ont été moins attentifs dans les autres pays? En compulsant les observations qui enregistrent les symptômes présentés par les enfants, on y relève presque une fois sur deux la mort rapide sans cyanose préalable ou bien précédée d'une cyanose de quelques heures. D'autres fois la cyanose, plus précoce, coïncide avec un état général chétif qui suffirait à l'expliquer. Ces formes de la mort ne sont évidemment pas de nature à attirer l'attention sur le cœur autant que celles qui s'accompagnent d'un état cyanotique intense observé sur des enfants d'ailleurs bien venus, et il est vraisemblable que c'est là, plutôt que dans une disposition ethnique, qu'il faut chercher la raison de la rareté apparente de l'oblitération congénitale de l'orifice aortique. Si l'on faisait toutes les autopsies et si on les faisait bien, on la rencontrerait plus souvent. Quoi qu'il en soit, voici le nouveau cas que nous avons observé. On y verra que, nous aussi, nous avons fait l'autopsie d'une façon défectueuse, puisque nous n'avons découvert la malformation que quand le cœur a été isolé. Pour bien faire, il eût fallu disséquer cet organe sur place ainsi que les grosses artères dont la description, comme on le verra, est beaucoup trop incomplète.

L'enfant, du sexe masculin, naissait à la maternité de Nancy, le 17 octobre 1896, avec toutes les apparences de la vigueur; poids 3820 grammes. Bien portant pendant quatre jours, il fut pris vers la fin de ce quatrième jour et peu de temps après avoir bu, d'une violente dyspnée, devint très pâle, ses extrémités se refroidirent et il mourut au matin du cinquième jour. Il était le cinquième enfant d'une femme de 31 ans: atteinte à l'âge de 18 ans d'un rhumatisme articulaire aigu qui avait déterminé de l'insuffisance mitrale, sa mère était devenue phtisique au cours de sa quatrième grossesse, mais la dernière n'avait paru augmenter ni la lésion cardiaque ni les lésions pulmonaires.

Les figures que nous avons annexées à cette observation nous dispenseront d'entrer dans de longs détails sur la description anatomique du cœur dont la forme et les dimensions ont été rendues aussi fidèlement que possible. Au premier aspect, les figures I et II font de suite supposer la prépondérance des cavités droites sur les cavités gauches: on voit en effet que la pointe du cœur est formée par le ventricule droit, que les sillons interventriculaires sont rejetés vers la gauche et que le ventricule gauche fait sur l'ensemble une saillie de moindre étendue qu'à l'état normal; la forme de cette saillie est, d'autre part, bien mise en évidence par la figure III qui représente une coupe de l'organe faite un peu au-dessus du sillon auriculo-ventriculaire. Quant aux oreillettes, la droite est plus arrondie, plus haute, plus volumineuse par conséquent que la gauche.

Les différents vaisseaux qui partent du cœur ou qui s'y rendent sont en bonne place et la seule anomalie que l'on puisse y constater consiste dans la gracilité de l'aorte ascendante, dont le diamètre n'atteint que le quart ou le tiers de celui de l'artère pulmonaire, ainsi qu'on peut le voir sur la figure III. Coronaires normales.

La figure IV montre l'ensemble des cavités et justifie les présomptions fournies par l'aspect extérieur. Outre la grande disproportion des cavités, on y remarque la puissante musculature des parois ventriculaires. L'épaisseur de ces parois, aussi bien à gauche qu'à droite, est de beaucoup supérieure à la normale ; elle atteint près de un centimètre au ventricule gauche et six millimètres pour le ventricule droit, alors qu'elle est normalement de 5 millimètres environ vers le quatrième jour de l'existence pour l'une comme pour l'autre de ces cavités, d'après les tableaux de Thérémin.

L'orifice auriculo-ventriculaire droit est normal avec une tricuspide souple et parfaitement suffisante en apparence ; mais l'orifice mitral, outre sa petitesse relative, présente des valves épaisses, rigides, insuffisantes, immobilisées en quelque sorte par des cordages tendineux courts et dépourvus de souplesse.

Du ventricule gauche on ne peut passer un stylet à travers l'orifice aortique qui est absolument imperméable. Nous y avons en vain cherché un pertuis en y pratiquant des coupes sériées après inclusion au collodion. Ces coupes nous ont démontré d'une façon irréfutable l'existence d'un diaphragme imperforé en place des valvules sigmoïdes : la figure V représente ce diaphragme grossi quatre fois : on peut voir ainsi qu'il est plus épais au centre qu'à son insertion et que sa forme ne laisse même plus deviner celle des sigmoïdes auxquelles il s'est substitué.

La cloison interventriculaire est complète.

Le trou de Botal admet le manche d'un porte-plume ordinaire, tout au plus ; il est creusé obliquement dans l'épaisseur de la paroi, et, fait à remarquer, sa valvule, largement suffisante pour le recouvrir en entier, n'a pas la forme habituelle : au lieu de figurer un croissant à concavité antérieure, elle offre l'aspect d'un croissant dont la concavité, interrompue en ses parties centrales, serait occupée par une languette flottante ayant 5 à 6 millimètres de longueur et terminée par une extrémité renflée en massue.

L'endocarde est normal dans les oreillettes et dans le ventricule droit, mais dans le ventricule gauche, principalement au niveau de la cloison interventriculaire, il est épaissi à un degré considérable, jusqu'à mesurer deux millimètres. Sa couleur est blanc jaunâtre, sa transparence nulle, sa surface lisse et uniformément concave, sans reliefs.

Nous n'insisterons pas sur cette description qui ne fait que reproduire, dans ses traits généraux, la plupart des faits du même genre. Ici comme dans presque toutes les observations, toutes les cavités existent et communiquent deux à deux comme à l'état normal : il n'y a d'anormal que l'oblitération de l'orifice aortique et les faibles dimensions des cavités gauches. Rauchfüss, Rokitansky et Thérémin ont signalé chacun un cas où le ventricule gauche était absent, mais Thérémin lui-même fait des réserves sur le sien et dit que ce ventricule n'a pas été bien cherché, pour ne pas détériorer la pièce. L'orifice mitral manquait dans quatre observations, bien

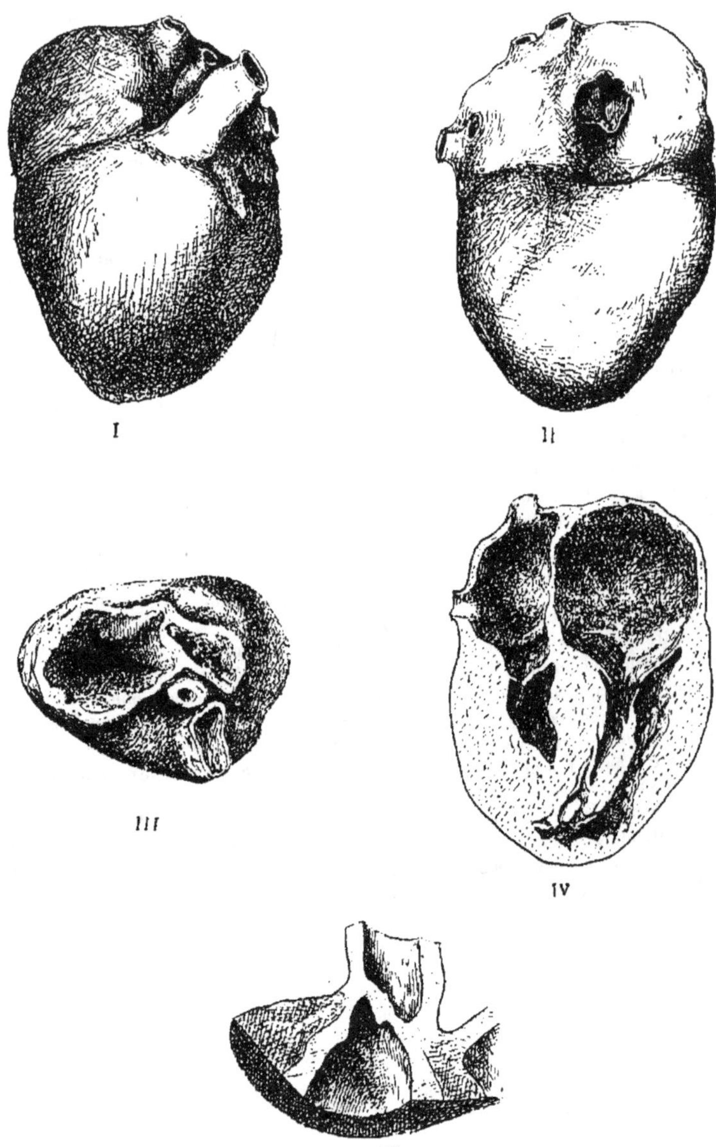
I
II
III
IV
V

que le ventricule gauche y fût présent (réserves faites sur le cas douteux de Thérémin). Dans l'un de ces derniers cas, il y avait communication des deux ventricules par une ouverture de deux millimètres située à la partie supérieure de la cloison interventriculaire

Quant au trou de Botal, il semble que toutes les observations devraient en noter constamment l'ouverture. En réfléchissant en effet à la façon dont se fait la circulation après la naissance, chez les enfants dont l'aorte est oblitérée, on ne comprend pas que la vie soit compatible avec l'occlusion du trou ovale. La durée de la vie extra-utérine dépend, dit Rauchfuss, de la quantité de sang qui peut couler de l'oreillette gauche dans l'oreillette droite. Cette affirmation paraît rationnelle et nous ne croyons pas devoir en développer les motifs, tellement ils sont évidents. Cependant Thérémin cite deux cas où le trou ovale a été trouvé complètement fermé : dans l'un de ces cas, la durée de la vie n'est pas mentionnée, dans l'autre elle a été de 22 jours. Comment expliquer une survie si extraordinaire ? Faut-il faire intervenir une suppléance exercée par les veines bronchiques à l'effet de compenser dans une certaine mesure l'insuffisance graduellement croissante des veines pulmonaires, causée par l'occlusion graduelle du trou ovale ? Cette supposition avait été faite à propos du cas relaté par l'un de nous dans la *Revue médicale de l'Est* : sera-t-elle un jour vérifiée par l'observation directe ?

Nancy, imp. Berger-Levrault et Cie.

www.ingramcontent.com/pod-product-compliance
Lightning Source LLC
LaVergne TN
LVHW050519160826
845677LV00003B/1219

* 9 7 8 2 3 2 9 6 2 0 5 1 0 *